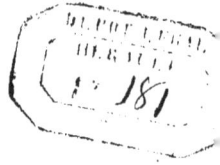

DU TRAITEMENT

DE

L'EMPHYSÈME PULMONAIRE

PAR L'AIR COMPRIMÉ

(APPAREIL DE WALDENBÜRG)

Par Edmond NABONA

DOCTEUR EN MÉDECINE

MONTPELLIER

TYPOGRAPHIE ET LITHOGRAPHIE BOEHM ET FILS

ÉDITEURS DU MONTPELLIER MÉDICAL

IMPRIMEURS DE LA GAZETTE HEBDOMADAIRE DES SCIENCES MÉDICALES

1884

DU TRAITEMENT

DE

L'EMPHYSÈME PULMONAIRE

PAR L'AIR COMPRIMÉ

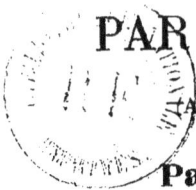

(APPAREIL DE WALDENBÜRG)

Par Edmond NABONA

DOCTEUR EN MÉDECINE

MONTPELLIER

TYPOGRAPHIE ET LITHOGRAPHIE BOEHM ET FILS

ÉDITEURS DU MONTPELLIER MÉDICAL

IMPRIMEURS DE LA GAZETTE HEBDOMADAIRE DES SCIENCES MÉDICALES

1884

Te 77
372
(

A MON PÈRE

A MA MÈRE

A MON FRÈRE

Capitaine de Frégate,
Officier de la Légion d'Honneur.

A MES SŒURS

A la Mémiore de mon Oncle le Docteur SERRADELL

A mon Cousin Étienne VIZER

Professeur au Lycée de Tarbes.

E. NABONA

A MON PRÉSIDENT DE THÈSE

Monsieur le Professeur BERTIN-SANS

A Monsieur le Professeur Agrégé MOSSÉ

A MES MAITRES DE LA FACULTÉ DE MONTPELLIER

A mes chefs dans la Médecine Militaire

A MES AMIS

LES DOCTEURS

BATLLE, ESTOR, COLOMBEL, PECH, SIMON, TRÉDOS, STÉPHAN, COT

E. NABONA.

INTRODUCTION.

J'ai eu l'occasion d'observer à la Clinique médicale de l'hôpital Saint-Éloi à Montpellier quelques cas malheureusement restreints d'emphysème pulmonaire traités par l'air comprimé. Certes, le traitement n'est pas nouveau, car Tabarié et Pravaz, dans la première moitié du siècle, l'avaient déjà employé. Mais si le traitement est ancien, l'appareil dont on se sert à la Clinique médicale est plus récent. Le professeur Waldenbürg a construit dans ces dernières années un appareil à compression dont le principe est emprunté aux gazomètres. L'invention n'est en somme qu'une modification heureuse du spiromètre de Hutchinson. Une chose doit être pourtant considérée, c'est que ce dernier instrument est surtout pratique ; il a le privilège d'être transportable. En outre, sa valeur scientifique est réelle et les résultats obtenus sont satisfaisants. Voilà pourquoi j'ai cru pouvoir consacrer à la description de l'appareil de Waldenbürg et à son emploi dans le traitement des maladies respiratoires ma Thèse inaugurale. Je remercie M. le professeur agrégé Mossé des renseignements et des conseils qu'il m'a toujours donnés avec bienveillance. Sa sympathie pendant le cours de ma dernière année d'études ne s'est pas démentie un seul instant ; je ne puis terminer sans lui témoigner toute ma reconnaissance.

Je regrette une seule chose, c'est que des circonstances spéciales m'aient éloigné de Montpellier. Forcé d'écrire la Thèse à distance, j'ai dû être incomplet sur bien des points. Cependant je ne désespère pas, et je crois que mes Maîtres lui réservent un indulgent et bienveillant accueil,

Marseille, le 3 août 1884.

2

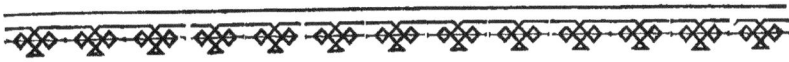

DU TRAITEMENT

DE

L'EMPHYSÈME PULMONAIRE

PAR L'AIR COMPRIMÉ

(APPAREIL DE WALDENBURG)

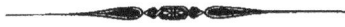

HISTORIQUE.

Avant d'être méthode thérapeutique, la compression de l'atmosphère avait déjà préoccupé les esprits.

En 1715, un Anglais, dit le Journal de Verdun, fait sur la Tamise l'expérience d'une machine par laquelle un homme reste plus d'une heure sous l'eau. En 1774, Bachaumont, dans ses Comptes Rendus de l'Académie des Sciences, nous dit que le 23 juin 1774 six commissaires de cette noble assemblée se sont transportés auprès du Pont-Royal pour assister à l'expérience d'une nouvelle machine avec laquelle l'inventeur prétend rester sous l'eau.

En 1800, la Société des Sciences de Harlem mettait au concours les questions suivantes :

1° Décrire l'appareil le plus propre à faire des expériences sur l'air condensé de la façon la plus commode et la plus assurée.

2° Rechercher avec cet appareil l'action de l'air condensé sur la vie animale.

En 1880, Achard, dans une lettre au citoyen Van Mons, lui rendait compte des diverses expériences faites avec l'air comprimé, qui lui avaient appris qu'un animal vit cinq fois plus longtemps dans une atmosphère comprimée que dans l'air normal.

Colladon raconta quelques années plus tard les péripéties d'un voyage maritime et les sensations éprouvées dans une excursion sous-marine. En 1812, Hallé et de Nysten écrivaient que dans les mines la compression de l'air à laquelle sont soumis les ouvriers était plus salutaire que nuisible.

Jusqu'à cette époque, la Médecine n'avait guère bénéficié de ces découvertes. En 1832, la question entre dans une phase nouvelle; l'air comprimé est employé en thérapeutique. Trois médecins francais, Junod, Tabarié et Pravaz, ont eu l'honneur de publier les premiers travaux sur cette intéressante question.

Le 7 décembre 1832, Tabarié adressait à l'Institut un paquet cacheté relatif à ses recherches sur l'emploi de l'air comprimé. Le 25 juin 1838, il en rappelait l'existence et demandait l'ouverture d'un second paquet déposé le 9 avril précédent. Ce dernier renfermait un Mémoire sur les applications qu'il avait faites du bain d'air comprimé au traitement de diverses maladies.

Dans l'intervalle de 1832 à 1838, Junod fit paraître un Mémoire (1834) intitulé : *Des effets de la condensation et de la raréfaction de l'air, opérés sur tout le corps.* Peu favorablement apprécié par Magendie, ce travail fut délaissé. Les expériences de Junod montrèrent surtout la différence considérable qui existe entre l'emploi de l'air comprimé appliqué sur tout l'organisme à la fois et l'emploi simplement local d'une atmosphère dont l'action est limitée à une partie du corps.

Il appartenait à Pravaz et à Tabarié de faire accepter leurs idées sur la nouvelle méthode thérapeutique.

Leurs conclusions, à peu près identiques, furent favorablement jugées par une Commission composée de Velpeau, Flourens, Roux, Andral, Rayer, Magendie, Lallemand et Serre. Le prix fut partagé entre Pravaz et Tabarié.

L'appareil inventé par Tabarié était la cloche pneumatique, dont le principe, malgré de nombreux perfectionnements, a été conservé jusqu'à notre époque. Mais dans les années plus rapprochées de nous a surgi une nouvelle méthode d'administration de l'air comprimé. Celle-ci nous vient, il faut le dire, des pays d'outre-Rhin. Au lieu de faire exercer la pression de l'air comprimé sur toute la surface du corps, on laisse le malade dans l'atmosphère ordinaire. L'air comprimé arrive directement aux poumons et n'agit que sur les organes internes du thorax. Tous ces nouveaux appareils, dont nous parlerons dans la suite, ont l'avantage important d'être transportables. Si nous nous reportons au savant *Traité de Thérapeutique de l'appareil respiratoire* du professeur Œrtel (de Munich), nous trouvons que les premiers appareils en date sont les appareils de Hauke et de Störck. Le principe qui a présidé à leur construction les rend différents de ceux qui suivent. Ils sont constitués par un cylindre creux où la compression et la raréfaction de l'air se font au moyen d'un soufflet ou de la pression de l'eau contenue dans le cylindre. L'appareil de Hauke a maintenant cédé la place à des inventions nouvelles qui ont simplifié la manœuvre. Les appareils les plus récents, au contraire, sont construits d'après le principe des gazomètres, de la soufflerie ou de l'harmonica.

Berkhart et Dobell ont construit des appareils, maintenant hors d'usage, qui ne permettent que l'inspiration ou l'expiration dans l'air raréfié. Presque tous au contraire peuvent actuellement servir à l'emploi de l'air comprimé ou raréfié d'une façon intermittente. Les principaux d'entre eux sont même des appareils doubles et font respirer alternativement dans les deux atmosphères (Waldenbürg, Schnitzler, Biedert, Treutler, Lange, Beigel et Mayer). Dans l'emploi de l'air comprimé, les doubles appareils de Cube, Weil, Schnitzler fonctionnent continuellement ou bien d'une façon intermittente et alternante, avec interruptions pour vider et remplir, comme l'on fait avec les appareils simples associés deux à deux. L'invention toute récente de Kochs et Vinkler permet enfin de faire inspirer en même temps dans l'air comprimé et expirer dans l'air raréfié.

On peut donc voir, d'après ce court Historique, que l'honneur d'avoir introduit l'air comprimé dans la Thérapeutique revient à trois médecins français. Mais il ne faut pas oublier cependant que d'Allemagne nous est venue une idée nouvelle. Les cloches à air comprimé ont été remplacées dans ces dernières années par des appareils plus pratiques. Et ce n'est pas là leur seul avantage. Il nous restera à démontrer dans la suite leur véritable supériorité.

L'aérothérapie, comme méthode générale de traitement, a été utilisée contre des affections morbides diverses. On peut dire cependant que les maladies de poitrine forment un groupe important, sinon le plus important, parmi ces affections. C'est ainsi que la bronchite chronique, l'asthme, l'emphysème pulmonaire, la phtisie pulmonaire et les hémoptysies, qui l'accompagnent dans bien des cas, ont été traités avec succès par les bains d'air comprimé. Mais ce nouveau traitement a été aussi essayé contre les maladies du cœur, et c'est en sa faveur que Waldenbürg a écrit un éloquent et solide plaidoyer. Malheureusement des explications plus récentes de certains faits expérimentaux ont fait rejeter en France les conclusions de Waldenbürg. Le traitement des affections cardiaques par l'air comprimé en a reçu un fâcheux contre-coup.

Un autre groupe de maladies, et celui-là aussi important que les premiers, renferme toutes les maladies dans lesquelles la nutrition s'abaisse et se pervertit: la goutte, la diabète, la polysarcie, l'albuminurie.

Montrer les excellents résultats obtenus avec l'air comprimé sera l'objet de ce chapitre, me réservant de traiter tout au long le traitement de l'emphysème pulmonaire dans le chapitre suivant. Comme preuves venant à l'appui de mes assertions, je ne puis guère que renvoyer au livre de M. Eugène Bertin, professeur agrégé de cette École, qui dirigeait en 1868 l'établissement médico-pneumatique de Montpellier. Les observations si nombreuses que renferme son *Traité sur le bain d'air comprimé* prouvent que les maladies chroniques des voies respiratoires et même les affections aiguës sont heureusement influencées par ce mode de traitement. Après avoir cité deux cas de laryngite aiguë avec extinction de la voix, l'auteur conclut en disant que, « appliqué aux affections simples, bronchites, catarrhe aigu, laryngite, le bain d'air comprimé agit presque d'emblée. Cinq à six bains suffisent pour calmer la toux, pour dissiper l'enrouement ». Le mouvement fluxionnaire fixé sur la muqueuse des voies aériennes se dissipe, avec tous les symptômes qui s'y rattachent. Et ce qui fait surtout la supériorité de cette médication, c'est que les malades ont une convalescence très abrégée. Nous aurions voulu analyser tout au long certaines observations du livre de M. Eugène Bertin, mais une impossibilité survenue à l'improviste nous en empêche. Cet auteur a démontré expérimentalement que l'on pouvait traiter avec succès toutes les affections de poitrine. Et la thérapeutique instituée par lui contre les bronchites aiguës, les bronchites chroniques, l'asthme, l'emphysème, la phtisie pulmonaire, se trouve justifiée par les résultats. Mais si le résultat est beaucoup en thérapeutique, encore faut-il chercher à expliquer comment on l'obtient. Toute méthode ne devient vraiment scientifique que si l'interprétation des faits peut être logiquement admise Voilà pourquoi je crois nécessaire de donner un court aperçu sur l'action physiologique de l'air comprimé et de montrer qu'on l'utilise avec raison dans le traitement des maladies en général et de l'appareil respiratoire en particulier.

Les premières expériences physiologiques faites avec l'air comprimé ont eu lieu dans les appareils dits cloches pneumatiques. Les malades, à leur entrée dans les cloches, avaient des douleurs d'oreilles qui cessaient après des mouvements répétés de déglutition. D'ailleurs les ouvriers qui travaillent dans les tubes étaient soumis, à leur entrée, à ce même inconvénient, plutôt désagréable que vraiment nuisible. L'explication de ce phénomène est bien simple. Les douleurs résultent du défaut d'équilibre de la tension intra-tympanique et extra-tympanique. Les mouvements de déglutition, en faisant pénétrer l'air dans la caisse du tympan par l'intermédiaire de la trompe d'Eustache rétablissent l'équilibre de pression.

L'influence de l'air comprimé sur la respiration est autrement importante.

La capacité pulmonaire est variable suivant les individus, la taille, le diamètre du thorax, l'âge, le sexe, l'exercice. Les maladies font aussi varier cette capacité, que l'on peut apprécier au moyen du spiromètre. Et cette capacité pulmonaire n'est pas mesurée par une inspiration ordinaire, car, parmi les inspirations, il faut distinguer les inspirations extrêmes et les inspirations ordinaires. Les premières ne représentent même pas la capacité totale du poumon, car il reste toujours une certaine quantité d'air dans le thorax: c'est le résidu respiratoire.

La capacité totale du poumon sera donc représentée par une inspiration extrême, plus le résidu respiratoire. Cette capacité inspiratrice extrême, *capacité vitale* d'Hutchinson, varie entre 2 litres et 2 litres et demi, tandis que la capacité des inspirations ordinaires correspond en moyenne à un demi-litre. Milne-Edwards appelle au contraire capacité inspiratrice extrême des poumons la capacité dont ces organes se dilatent lorsqu'ils passent de l'état d'expiration forcée à celui résultant de l'inspiration la plus grande qu'on puisse exécuter. La capacité absolue des poumons correspond à la capacité de ces organes après une expiration forcée, plus le volume dont ils augmentent lors de leur plus grande inspiration.

La capacité inspiratrice ordinaire consiste dans l'augmentation qui se produit dans une inspiration normale après une expiration ordinaire. On appelle complément respiratoire la quantité d'air que par une inspiration forcée on peut ajouter à celui qui est introduit dans les poumons par une respiration ordinaire.

La capacité inspiratrice extrême varie aussi avec la taille, avec la circonférence thoracique (pour chaque centimètre d'accroisement de la circonférence thoracique, on a une augmentation de 60^{cc} environ).

La capacité inspiratrice dépend aussi de la cavité et de la mobilité des parois du thorax. Pour une augmentation de 1 centim. dans la dilatabilité du thorax, l'augmentation de capacité est de 160 centim. environ chez l'homme dont la circonférence thoracique est de 75, de 180^{cc} chez ceux dont la circonférence est de 80 centim.

Le mécanisme de la respiration ne reste pas le même dans l'air comprimé. Junod avait déjà remarqué que, dans un milieu comprimé d'une quantité égale à 1/2 atmosphère, la capacité pulmonaire semble augmenter. Il avait observé aussi que les inspirations sont plus profondes mais moins fréquentes.

Pravaz et de Vivenot ont confirmé depuis les observations de Junod. Ces derniers observateurs ont même trouvé que le nombre des respira-

tions par minute diminue d'une manière absolue et constante. Le rapport
de la respiration au pouls, qui dans l'atmosphère normale est de 1 à 4,
devient de 1 à 5, dans une atmosphère comprimée, d'une quantité égale à
1/2 atmosphère. Ce ralentissement de la respiration persiste même en
dehors du bain et se fixe en quelque sorte. Chaque respiration est en outre
plus ample dans tous les sens.

Dans le sens vertical, cette ampliation peut être facilement constatée
par l'abaissement du foie, qui peut être de 0,015 à 0,020 millim. Dans le
sens transversal, l'ampliation a été mesurée par de Vivenot avec son thoracomètre.

Le thoracomètre est un instrument composé d'une sorte de ceinture qui
entoure la poitrine et d'une aiguille mobile qui indique sur un tableau
gradué l'écartement des deux extrémités de l'arc élastique qui entoure la
poitrine. De Vivenot a même observé que cette ampliation transversale augmente quand le sujet était sorti de l'appareil. Person et Pravaz ont constaté
qu'à partir de 0^m,76 de pression, l'ampliation totale du poumon croît
avec la densité de l'air ; mais cette ampliation a une limite dont le point
sur le manomètre est variable suivant l'énergie des muscles inspirateurs.
De Vivenot a constaté, par la diminution de la matité cardiaque, l'ampliation de la lame pulmonaire précordiale; il a de plus complété cette re-
cherche par l'emploi du spiromètre. Pour une pression augmentée de 3/7
d'atmosphère, il a trouvé une ampliation de 3,3 pour 100 de la capacité
pulmonaire. Cette ampliation persistait après le bain. Chez de Vivenot lui-
même, 122 bains pris dans l'espace de trois mois et demi avaient augmenté la poitrine de 24 pour 100 de la capacité initiale.

Les observations de Pravaz fils déposent dans le même sens. Si par
exemple, comme il le dit, l'on représente par 1 la capacité pulmonaire, on
la voit devenir, sous pression supérieure de 10 centim. à la pression normale:

1.08 .... à 0.19
1.36 .... à 0.38
1.25 .... à 0.57

La capacité ne croît pas tout le temps avec la pression, elle a son *maximum* à environ 1/2 atmosphère de pression. Chez Liebig, l'ampliation respiratoire passa de $0^l,89$ à $1^l,073$. Chez M. P. Bert, en moyenne, l'expiration la plus forte est passée de $3^l,75$ à $3^l,99$.

Il est donc avéré que le séjour dans l'air comprimé augmente la capacité respiratoire maximum. De plus, cette capacité respiratoire maximum persiste plus ou moins longtemps après le retour à l'air libre.

Mais en même temps que le poumon augmente sa capacité vitale, la paroi thoracique s'accroît elle aussi. De Vivenot, au moyen de son thoracomètre, a pu constater que les inspirations ordinaires augmentent la circonférence thoracique sous l'influence du bain d'air comprimé.

Avec ces changements qui surviennent dans le volume respiratoire du poumon se produisent encore des modifications dans le rythme respiratoire. La durée relative de l'expiration est augmentée. Le rapport entre la durée de ces deux temps de la respiration qui, à l'état normal, est de 6 à 4, peut devenir, dans l'air comprimé, aux environs d'une 1/2 atmosphère, de 8 à 4. Il peut être réduit aux 3/4, aux 2/3 et même à la moitié. La diminution de fréquence des actes respiratoires peut s'expliquer, et par l'amplitude augmentée des inspirations et par l'exagération de l'hématose.

L'amplitude des inspirations serait due, d'après Pravaz, à l'augmentation de pression, qui élève ainsi à une haute puissance la force qui lutte contre la réaction du poumon et étend la limite supérieure de son développement propre. Pour M. Paul Bert, au contraire, l'amplitude serait due à l'action mécanique de la compression sur les gaz intestinaux, ayant pour conséquence une augmentation de la cavité thoracique. Le diaphragme s'abaisse en effet en même temps que la pression augmente. D'ailleurs, l'effort inspirateur est aidé par l'arrivée dans le poumon d'une colonne d'air comprimé d'abord, et ensuite par la différence entre la pression de cette colonne et la pression de l'air atmosphérique normal. C'est pour cette raison que l'inspiration est plus ample que les plus profondes inspirations que puisse faire un sujet à l'état normal. Les malades accusent en général un sentiment d'oppression au moment de la pénétration de l'air dans les alvéoles. Et la même raison rend dans la même mesure l'expiration plus difficile, et cela d'une quantité proportionnelle à la compression de l'air.

Ici les muscles expirateurs doivent entrer en jeu et lutter contre l'action contraire : la résistance exercée par la différence entre la pression de l'air pulmonaire et la pression de l'air extérieur. Il suffit que cette différence soit égale à $0^{ct},022$ de mercure pour que la résistance soit déjà considérable. Il y a donc apnée, et ce phénomène dure jusqu'à ce que la contraction suffisante des muscles expirateurs vienne au secours de l'élasticité impuissante. Par conséquent, ce surcroît de travail imposé aux muscles expirateurs ne doit pas dépasser une certaine limite, sous peine de les voir succomber à la tâche.

On comprend maintenant aussi pourquoi Waldenbürg a tenté de réaliser avec son appareil l'inspiration à l'air comprimé et l'expiration à l'air ordinaire ou dans une atmosphère raréfiée. En faisant expirer le malade à l'air ordinaire, on supprime du coup la pression permanente exercée par l'air comprimé sur les poumons, pression qui s'exerçait pendant toute la durée de la séance dans les appareils à cloche.

Ces changements dans le mécanisme de la respiration ont pour conséquence l'introduction dans les poumons d'une plus grande quantité d'air. La tension de l'oxygène étant en outre plus grande qu'à l'état normal, il en résulte un plus grand apport de gaz et, par suite, un degré plus élevé de combustion. Les expériences de Tabarié et de Pravaz démontrent d'une façon unanime l'influence tonique de l'air comprimé, ainsi que la diminution du malaise lié à une hématose incomplète. Il se produit chez les malades soumis à ce traitement des changements dans les phénomènes chimiques, résultat des fermentations internes. L'action mécanique seule, telle que la concevait Pravaz, n'explique donc pas la persistance des effets de l'air comprimé après la sortie des appareils.

Bert a établi ce fait que, dans les conditions ordinaires, le sang n'est jamais saturé de tout l'oxygène qu'il peut absorber. L'augmentation de pression favorise cette saturation. D'après les expériences de P. Bert, c'est à quelques centimètres au-dessus de la pression normale, et assez près de cette pression, que se fait la saturation. La saturation est complète quand la pression de l'air a atteint cinq atmosphères; au delà apparaissent des accidents d'intolérance qui deviennent, si l'on pousse plus loin, des accidents d'intoxication. Mais, maintenu dans une pression convenable, l'air comprimé, en saturant l'hémoglobine, favorise les oxydations organiques. Il stimule et active les fonctions nutritives et, par sa qualité hématogénique ainsi que par l'apport plus considérable d'oxygène, il aide à la formation et à la réparation des globules. La preuve que la suroxygénation du sang a pour conséquence une activité plus grande dans les combustions, c'est que l'acide carbonique est excrété en quantité plus considérable. Cette excrétion de l'acide carbonique à l'air libre reste supérieure à ce qu'elle était auparavant. La quantité de CO_2 exhalée dans le bain d'air comprimé est toujours plus élevée qu'à l'état normal ; mais la progression s'arrête à une certaine limite. A la sortie de l'appareil, on note aussi un accroissement de CO_2; mais cet accroissement n'atteint son maximum qu'un certain temps après le bain. P. Bert a vu que l'exhalation de CO_2 diminue à partir de 37 centim. de pression surajoutée. Et cette activité plus grande de la nutrition explique pourquoi le traitement par l'air comprimé a donné de bons résultats dans l'obésité. La réserve de tissu adipeux emmagasiné disparaît en partie sous l'influence du bain d'air comprimé. On l'a également préconisé contre le diabète et l'albumine. Mais ici les preuves ne sont pas encore assez nombreuses pour qu'on puisse conclure que son efficacité est réelle.

Nous avons passé en revue jusqu'ici les modifications que l'air comprimé faisait subir à la respiration et les avantages qu'on pouvait tirer de ces propriétés physiologiques. Il ne reste plus qu'à examiner quelles sont les modifications qui surviennent dans la circulation. Ici nous trouvons plus de contradictions dans les expériences, et nous verrons que, employé par Waldenbürg en Allemagne contre les maladies du cœur, il a été presque rejeté en France de la thérapeutique des affections cardiaques.

Quoi qu'il en soit, ceci sera dit assez rapidement, car nous ne voulons pas examiner la question à ce point de vue.

Nous trouverons en présence deux opinions contradictoires. Laquelle approuver, puisque toutes les deux s'appuient sur l'expérimentation ? Je n'ose guère me prononcer, et je me contenterai de les livrer à mes Juges, qui apprécieront.

Pour le Dr Waldenbürg, voici quelles sont les actions physiologiques de son appareil :

POUMONS. — Augmentation de la pression intra-pulmonaire.

CIRCULATION. — Élévation de la pression dans le système aortique ; l'afflux du sang veineux dans le cœur droit est momentanément suspendu, les veines jugulaires sont distendues et turgescentes.

L'issue du sang hors des cavités gauches du cœur est rendue plus facile et détermine d'un côté un plus grand afflux dans la grande circulation et une diminution correspondante dans la circulation pulmonaire ; le pouls est ralenti.

Ducrocq, d'après des expériences personnelles, et après lui Lambert (Thèse de Paris, 1877), font remarquer que la pression augmente dans les veines et dans le cœur droit, et qu'elle baisse dans les artères et dans le cœur gauche. L'élévation de pression dans les veines et dans le cœur droit se maintient pendant tout le temps que l'animal respire de l'air comprimé. Cette élévation de pression augmente en raison de la compression de l'air.

Dans le cœur gauche et dans les artères, la pression, après avoir augmenté pendant trois ou quatre systoles, baisse et ne se relève un peu que si l'animal parvient à faire quelques mouvements respiratoires.

Lorsque l'air respiré supporte une pression de 5 centimèt. de mercure, les pulsations diminuent de fréquence et d'amplitude dans le cœur gauche et dans les artères ; le tracé se présente sous forme d'une ligne droite légèrement ondulée ; si la pression de l'air est assez forte, le tracé ne tarde pas à représenter une ligne droite sans aucune oscillation. Le cœur est alors arrêté. La pression nécessaire pour produire ce résultat est loin d'être la même pour tous les animaux. Ducrocq fait remarquer qu'il n'a observé l'arrêt du cœur gauche et des pulsations artérielles que lorsque la pression atteint 10 centim. Cet arrêt ne se produit jamais dans le cœur droit.

Voici les causes de ce phénomène. Lorsque la pression de l'air augmente, les poumons sont dilatés outre mesure, les capillaires de ces organes

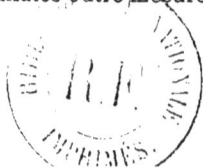

supportent la pression de cet air ; il arrive même un moment où la pression de cet air dépasse la pression intérieure ; il se produit alors dans le cœur un afflux momentané plus considérable, la pression monte donc ; en outre, les poumons, se dilatant, viennent occuper tout le volume qu'ils peuvent prendre dans la poitrine et compriment les veines, les artères et le cœur lui-même. Les vaisseaux sont diminués de volume, le cœur gauche, au moment des premières systoles, ne pourra donc pas chasser autant de sang que d'habitude, ce sera encore une raison de faire monter la pression dans le cœur gauche. Aussitôt que les artères périphériques auront envoyé dans les capillaires une certaine quantité de sang et que le cœur se sera dégorgé dans les vaisseaux, la pression baissera dans cet organe, puisqu'il ne recevra plus qu'une minime quantité de sang. Telle est la manière d'expliquer tous ces phénomènes d'après M. Gréhant.

Le professeur Waldenbürg note que l'arrivée du sang au cœur droit est momentanément suspendue. Au contraire, il y a, d'après les expériences de Ducrocq, augmentation de volume du sang dans cet organe. En effet, plus l'air est comprimé, plus la pression monte dans le cœur droit et plus les oscillations ont d'amplitude, ce qui prouve que la quantité de sang augmente. Pour le cœur gauche, il dit que l'issue du sang de cette cavité est rendue plus facile, mais il prétend que la pression monte dans le système aortique. Elle monte en effet, mais pour un temps très court, et par un effet mécanique dans lequel le muscle cœur n'est pour rien. Il ne sera donc pas renforcé, puisque, après quelques systoles, il n'aura que peu d'efforts à faire pour chasser le sang qu'il contient. Après Ducrocq, Lambert est venu confirmer l'opinion contraire aux idées de Waldenbürg. Donc, d'après les opinions et les expériences les plus récentes, il semblerait qu'il faut admettre que les inspirations d'air comprimé produisent l'abaissement de la tension artérielle et l'augmentation de la tension veineuse. Elles amènent aussi l'anémie pulmonaire ; l'expiration dansl'air raréfié produirait l'effet inverse, l'élévation de la tension artérielle, l'abaissement de la tension veineuse et l'afflux du sang dans les poumons.

Waldenbürg a employé, d'après ces théories, le traitement de l'air comprimé contre les affections cardiaques ; mais, malgré les faits favorables qu'il a signalés, on a mal accueilli la méthode des inhalations d'air comprimé. Dujardin-Beaumetz pense qu'elles sont inefficaces, sinon dangereuses, dans ce cas.

Mais si les expériences physiologiques faites en vue d'établir une thérapeutique des affections cardiaques par l'air comprimé sont contradictoires, tous les auteurs s'accordent pour établir que le traitement de la bronchite chronique et de l'emphysème par ce procédé est justifié par les résultats.

Nous trouvons en effet dans l'emphysème toutes les lésions précédemment énumérées et que l'air comprimé améliore et même fait disparaître.

L'emphysème pulmonaire peut être défini: un état de dilatation excessive et plus ou moins permanente des vésicules pulmonaires, accompagnée ou non de raréfaction et de perte de substance des parois alvéolaires.

Les lésions anatomiques que l'on trouve dans l'emphysème pulmonaire peuvent être classées de la façon suivante : 1° Raréfaction des fibres élastiques ; 2° Oblitération des vaisseaux capillaires ; 3° Lésions épithéliales et du tissu connectif interstitiel. Les troubles fonctionnels qui découlent des lésions anatomiques sont : 1° le rétrécissement du champ respiratoire qui provient de la raréfaction du tissu pulmonaire et de l'oblitération des capillaires. La dyspnée qui en résulte est encore accrue par la stagnation de l'air qui est en rapport avec les surfaces alvéolaires. L'essoufflement habituel s'exagère avec tous les exercices. Les deux malades que j'ai observés étaient obligés de ralentir leur marche, de faire des haltes prolongées. L'ascension était très difficile, le sommeil en position de décubitus dorsal impossible. Le thorax devait être fortement relevé. L'essoufflement prenait chez l'un d'eux les caractères de véritables accès de suffocation qui, d'abord répétés et rapprochés, devinrent éloignés et finirent par disparaître. La dyspepsie signalée par les auteurs se produisit chez l'un d'eux, dyspepsie tenace, mais qui s'améliora avec le traitement. La capacité pulmonaire diminue d'une façon considérable chez les emphysémateux. Wintrich a démontré, par des mensurations faites avec le spiromètre, qu'elle tombe à 20 ou 60 $\%$ du chiffre physiologique. Non seulement la capacité pulmonaire diminue, mais encore le rhythme respiratoire est modifié. Le rapport régulier qui existe entre l'expiration et l'inspiration est changé, et, d'après les auteurs, c'est surtout dans cette affection que se manifeste le renversement du rapport pneumatométrique normal. Soller donne pour explication du fait la nature même des lésions de l'emphysème, qui sont caractérisées par la dilatation des alvéoles et l'altération de leur élasticité. Or l'on sait que la force d'élasticité de la vésicule pulmonaire est une des principales causes de la compression de l'air qu'elle contient.

Dans l'emphysème pulmonaire, la force expiratoire baisse, tandis que la pression inspiratoire augmente, puisque les muscles ont moins de résistance à vaincre. Il ne faut pas croire cependant que le renversement du rapport pneumatométrique ne s'observe que dans l'emphysème pulmonaire, on le remarque aussi dans la dernière période de la phtisie. La pneumatométrie a pourtant une grande valeur dans le diagnostic de l'emphysème pulmonaire, puisque Waldenbürg a cité un cas très remarquable où le pneumatomètre seul lui a permis de poser le diagnostic certain entre la compression de la trachée par un goître et l'emphysème, qui pouvaient être supposés comme cause de dyspnée. Les emphysémateux donnent au pneumatomètre des nombres relativement élevés, alors que les données spirométriques dans l'emphysème sont en général très minimes.

Toutes ces considérations montrent que le champ respiratoire est rétréci d'une part et que l'air ne se renouvelle pas dans les vésicules pulmonaires d'une façon satisfaisante. De cet état de choses, il résulte que l'hématose se fait mal, on peut dire que le malade vit dans un air confiné. L'insuffisance de l'hématose retentit sur la nutrition générale, et par là sur toutes les forces de l'organisme. Le malade tombe dans un très grand affaiblissement et dans une anémie profonde. Les accès de suffocation qui surviennent toujours plus fréquents, lui rendent la vie insupportable. A tout cela vient s'ajouter un état morbide secondaire qui existait chez les deux malades que j'ai observés; je veux parler de la bronchite chronique. Chez tous les deux, la bronchite chronique avait précédé l'emphysème de plusieurs années. Était-elle la cause de la maladie ?

Maintenant nous avons vu quelles étaient les modifications pathologiques que l'emphysème pulmonaire, accompagné de bronchite chronique, faisait subir à l'organisme. Le traitement par l'air comprimé peut-il enrayer et guérir la maladie ? Guérir la maladie, cela est possible dans un grand nombre de cas ; il ne faut, pour s'en convaincre, que se rapporter au livre de M. Eugène Bertin. Mais sans doute il est nécessaire encore que les lésions soient peu avancées, car je doute fort que sur les altérations anatomiques telles que dégénérescence des cellules alvéolaires et destruction des cloisons, le traitement ait prise.

Cependant, ce qui est sans contestation, c'est que, dans les cas les plus graves, l'amélioration est possible, et l'emphysémateux, qui respire mal l'air comprimé, donne une ration plus considérable d'oxygène. L'atmosphère viciée qui stagnait dans les alvéoles est renouvelée et remplacée par un air vivifiant. Aussi, comme premier résultat, voit-on la dyspnée s'amender, la nutrition se relever. Le sang qui circule dans les capillaires du poumon, se chargeant d'une plus grande quantité d'oxygène, le distribue en plus grande abondance dans tout l'organisme. Le malade reprend de nouvelles forces, l'appétit renaît ; la marche, qui était impossible, devient de plus en plus facile. La toux, violente , quinteuse, diminue; le sommeil revient. Et sous l'influence de cette action tonique générale, la santé est prochaine. La capacité pulmonaire, qui était si fort diminuée, augmente avec le traitement ; chaque respiration devient plus ample. La respiration, qui est accélérée chez l'emphysémateux, se ralentit dans le bain d'air comprimé.

Et comme ces phénomènes persistent même après les séances, leur caractère de durée témoigne des progrès établis.

Telles sont les raisons qui militent en faveur de ce traitement, et pour cela nous cherchons à nous appuyer sur les résultats expliqués.

Une autre modification heureuse apportée par l'air comprimé, c'est l'atténuation de la bronchite, qui accompagne en général l'emphysème.

De Vivenot avait déjà émis l'idée que l'air comprimé agit sur la circulation artérielle périphérique en favorisant le rétrécissement des capillaires. Tous les auteurs, sauf MM. Voley et Gavarret, reconnaissent que, sous une

4

augmentation de pression, les muqueuses pâlissent. On peut donc admettre avec juste raison que, dans la bronchite, l'air comprimé, par son action locale, décongestionne les parties fluxionnées, rend aux vaisseaux leur tonicité normale, et par conséquent diminue la sécrétion de la muqueuse. C'est avec l'action mécanique de la pression que Lange, Pravaz, Eugène Bertin, ont combattu la fluxion permanente des muqueuses pituitaires, de l'isthme du gosier et du larynx. Le resserrement opéré sur les capillaires superficiels par l'air comprimé rétrécit le diamètre des vaisseaux et devient un obstacle à l'afflux et à la stase consécutive du sang. L'expansion thoracique, augmentée, favorise la progression du sang veineux plus fortement aspiré et ajoute son effet au précédent. L'air comprimé offre donc les avantages d'un antiphlogistique ordinaire.

Chez l'un des malades que j'ai observés, la sécrétion de la muqueuse bronchique, qui était très abondante, ne s'est jamais considérablement modifiée. Plusieurs fois cependant les atteintes de bronchite qui survenaient après une imprudence du malade étaient diminuées dans leur durée. La gène respiratoire, qui dans les premières séances du traitement devenait, avec la bronchite, des plus violentes, n'était plus vers la fin que très légère, et disparaissait bientôt à chaque récidive.

J'aurais bien voulu aussi mesurer au spiromètre la capacité pulmonaire des malades, soumis au traitement mais je n'ai pas eu d'instrument sous la main. L'appareil de Waldenbürg, qu'on dit pouvoir à la rigueur servir à la spirométrie, ne me paraît pas offrir des garanties suffisantes de bon fonctionnement. Les résultats par conséquent ne pourraient être acceptés sans correction. J'ai dû, pour conclure à une augmentation de la capacité pulmonaire, m'en tenir à l'aspect général du malade et à l'inspection de son thorax pendant l'acte respiratoire. J'ai observé que les inspirations étaient plus profondes, moins fréquentes, plus amples dans tous les sens. D'ailleurs les modifications dans la marche décroissante des symptômes et l'amélioration progressive et continue pour l'un des malades, entremêlée de rechutes pour le second, me servaient de guide approximatif.

Après avoir étudié les modifications qui surviennent chez l'emphysé-

mateux, il est bon de passer en revue les appareils qui servent au traitement. D'abord je parlerai de l'appareil de Waldenbürg, quoiqu'il ne soit
pas le premier en date. L'usage journalier qu'on en fait au laboratoire de
la Clinique médicale de Montpellier, m'oblige à en donner une description complète. On la trouvera tout au long dans les pages suivantes. Il
me suffit de dire que cet appareil n'est en résumé qu'une modification
importante de celui que Hauke a construit à Vienne, et dont le moteur
était un soufflet à soupape. Stork avait déjà fait subir à cet instrument
une modification en supprimant le soufflet et en se servant du balance-
ment de l'appareil pour comprimer ou décomprimer l'air. L'appareil de
Waldenbürg n'est en somme qu'un spiromètre de Hutchinson perfectionné, car, comme le spiromètre, il se compose d'un cylindre intérieur
qui comprime une couche d'air sur un niveau liquide. Tel qu'il est construit, cet instrument est loin d'être parfait. Bien des modifications seraient
nécessaires, tant dans la manière de glisser du cylindre intérieur dont
l'arète glissante finit par s'émousser. Alors surviennent les frottements,
qui augmentent la résistance et détruisent le rapport établi entre un certain
poids et le degré de tension de l'air comprimé. Un perfectionnement sérieux
à apporter serait aussi la transformation ou même la suppression du masque. J'ai remarqué souvent que les malades perdaient beaucoup d'air
comprimé, surtout dans les débuts, surtout par défaut de coaptation exacte
du masque au visage de chaque individu. Smester a d'ailleurs supprimé
le masque. Il a démontré que la respiration ne peut pas se faire simultanément par la bouche et par le nez. Il remplace donc le masque et place
dans la bouche du malade un petit tube en verre qui correspond avec un
appareil automatique permettant de faire communiquer cet instrument,
soit avec de l'air comprimé, soit avec de l'air raréfié.

L'appareil le plus perfectionné est celui qui existe à la polyclinique
de Vienne, et qui a été construit sur les indications du Dr Schnitzler. Cet
instrument est un double gazomètre qui permet, grâce à la manœuvre
d'un robinet spécial, de faire successivement et sans temps d'arrêt l'inhal-
tation dans l'air comprimé et l'expiration dans l'air raréfié. En somme,
cet appareil peut agir d'une façon continue ou intermittente, tandis que le

gazomètre de Waldenbürg demande un temps d'arrêt pour passer de l'inspiration dans l'air comprimé à l'expiration dans l'air raréfié et agit d'une façon intermittente.

Je me suis servi, dans le traitement de nos malades, de l'appareil de Waldenbürg, c'est dire que j'ai employé une méthode différente de la méthode de traitement par les bains d'air comprimé. Tabarié et Pravaz se servaient de cloches pneumatiques dans lesquelles on faisait entrer le malade. L'air y était comprimé par un système de pompes foulantes qui le poussaient dans les cloches. Un manomètre placé sur le trajet des tuyaux de conduite indiquait la pression de l'air, un robinet d'écoulement permettait de faire la décompression à volonté. Ce qu'il y a d'essentiel dans cette méthode, c'est que le malade restait tout le temps dans une atmosphère comprimée. L'inspiration et l'expiration se faisaient par conséquent dans un air à forte tension. Avec les appareils récents, au contraire, on peut faire à son gré l'inspiration dans l'air comprimé et l'expiration à l'air libre.

Et ceci n'est pas sans importance, car dans un bain d'air comprimé l'expiration, déjà si gênée dans l'emphysème, trouve une grande résistance dans la tension exagérée de l'air ambiant. Les muscles inspirateurs ont une plus grande force à déployer, et par conséquent se surmènent. Avec les appareils transportables au contraire, l'expiration, se faisant à l'air libre, est plus facile, les muscles inspirateurs n'ont pas un grand travail à accomplir, l'air qui stagne dans les alvéoles pulmonaires est chassé en plus grande abondance. On a en outre l'avantage de pouvoir faire successivement l'inspiration dans l'air comprimé et l'expiration dans l'air raréfié, ce qui n'était guère possible avec les autres appareils. La pression, exactement mesurée par un manomètre, peut être portée aussi haut que dans le bain d'air comprimé. La décompression n'est plus à craindre. Il est vrai que le malade est moins soumis peut-être à l'influence régulière de l'air comprimé. L'imperfection des appareils et la maladresse des malades font que souvent on ne peut guère mesurer exactement la quantité d'air vraiment utilisé. Mais tout cela disparaîtrait avec d'heureuses modifications. On pourrait supprimer le masque et modifier le robinet, dont le maniement gêne quelquefois la personne qui doit s'en servir. Je renvoie au *Dictionnaire* de Jaccoud, au volume contenant l'article *Poumon*, où l'auteur donne la description d'un robinet spécial qui pourrait être bien appliqué dans ce cas. Avec l'inspiration dans l'air comprimé et l'expiration dans l'air raréfié, il se produit un véritable courant d'air dans tous les conduits aériens qui vide ces conduits des mucosités qu'ils renferment.

Cron se sert depuis cinq ans, dans son cabinet, d'un appareil de Waldenbürg ou de Biedert. Contre les catarrhes bronchiques aigus, il recourt à l'emploi combiné de la médication topique et de l'aérothérapie sous la forme d'inspirations d'air comprimé et chargé de sel ammoniac. Contre l'emphysème avec l'expiration dans l'air raréfié, Cron pratique simultanément l'inspiration d'une atmosphère imprégnée de AzH^3HCl. Pour Schreiber, l'aérothérapie est le seul traitement curatif de l'emphysème. Dans l'emphysème, il fait généralement précéder les expirations dans l'air raréfié par quelques minutes d'inspiration dans une atmosphère faiblement comprimée. Mais il prend soin de traiter le catarrhe bronchique concomitant par les moyens ordinaires. C'est ce que nous avons vu faire nous-même à la Clinique médicale, où l'on associait l'iodure de potassium, les capsules de goudron et de créosote, chez l'un de nos malades, à l'inspiration d'air comprimé.

Neukomm, depuis plusieurs années, recourt à l'emploi des appareils transportables. Et parmi ces derniers, il donne la préférence à ceux qui sont construits sur le principe des gazomètres (Waldenbürg, Schnitzler).

Comme l'appareil de Waldenbürg était le seul qui fût à notre disposition, nous avons traité les rares malades susceptibles de ce mode de traitement avec cet appareil. Il me semble, pour le faire connaître dans tous ces détails, qu'il serait nécessaire d'en donner une complète description.

Mode d'emploi de l'Appareil pneumatique

Du professeur Dr WALDENBÜRG.

Cet appareil étant trop grand pour pouvoir être envoyé tout monté, il est nécessaire de le monter à l'endroit même où il doit être employé. Il faut donc énumérer en détail chacune des pièces, après quoi nous en décrirons l'agencement.

L'appareil se compose :

1° D'un cylindre en zinc, de 1 mètre de hauteur et de 30 contim. de diamètre, avec robinet d'écoulement et échelle fluviale ;

2° D'un cylindre intérieur aussi en zinc, de 1 mètre de hauteur et de 27 centim. de diamètre, et muni d'un manomètre à mercure;

Ces deux pièces sont expédiées emboîtées, telles qu'elles doivent être montées.

3° De trois barres rondes en fer ; chacune est munie au bout supérieur d'une poulie en bois et au bout inférieur d'un crochet de sûreté;

4° D'un cercle en fer avec trois vis ;

5° De trois cordes avec un petit crochet à un bout et trois grands crochets à l'autre.

6° De 21 poids différents, dont 3 pièces à 5 kil., 6 pièces à 2 kil., 6 pièces à 1 kil. et 6 pièces à 1/2 kil. ;

7° De 2 tuyaux en caoutchouc de longueur différente ;

8° D'un robinet en caoutchouc durci ;

9° D'un masque en fer-blanc recouvert de caoutchouc ;

10° D'un petit entonnoir en verre ;

11° D'un petit flacon, avec le mercure nécessaire pour remplir le manomètre.

On monte l'appareil de la façon suivante :

Après avoir enlevé le cylindre intérieur (2) du cylindre extérieur (1), on place ce dernier verticalement, l'ouverture en haut, et c'est ainsi qu'il doit rester. On ferme le robinet d'écoulement et on remplit le cylindre avec de l'eau de fontaine jusqu'à ce que l'échelle fluviale monte au n° 20 (l'eau doit être changée tous les buit jours à peu près). Cela fait, on enfonce l'autre cylindre, l'ouverture en bas, de manière à ce que les deux barres prismatiques placées sur sa face externe correspondent avec les rainures situées sur la face interne du cylindre extérieur, et on le fait descendre doucement jusqu'au fond. L'air s'échappe alors du couvercle par le tuyau recourbé, et le cylindre intérieur se remplit aussi d'eau jusqu'à la ligne de niveau.

Ensuite on adapte les trois barres (3) dans les œillets tubulaires de la partie extérieure et on y adapte tout en haut le cercle (4), de sorte que chaque vis fixe la barre correspondante. Puis on met les petits crochets des trois cordes (5) dans les œillets qui se trouvent en face des barres sur le couvercle du cylindre intérieur ; on place les cordes sur les poulies à l'extrémité des barres correspondantes, de manière que l'autre bout des cordes descende avec les grands crochets à l'extérieur de l'appareil. Ces crochets servent à suspendre des poids dont nous parlerons plus tard. Cela fait, on adapte le bout du plus long des tuyaux de caoutchouc (7) au tube recourbé situé à côté du manomètre et l'autre bout à l'allonge du robinet (8), après avoir mouillé le tube et le robinet pour faciliter l'adaptation du tuyau en caoutchouc. A la partie opposée du robinet on adapte le masque (9). Le robinet a une large ouverture.

En le tournant, le masque est mis en communication, ou avec l'air du cylindre intérieur par le tube en caoutchouc ou avec l'atmosphère extérieure. La position du levier correspond à la direction sur laquelle le robinet est fermé finalement.

La force de la dilatation de l'air peut être calculée au manomètre en additionnant le chiffre en dessus et en dessous de 0° de la colonne de mercure des deux tubes communiquants. La manière de calculer la dilatation de l'air, d'après les poids employés, sera démontrée à la fin.

Si l'on veut employer l'air dilaté, non pour l'expiration mais pour l'aspiration, on fait d'abord monter jusqu'aux crochets de sûreté le cylindre de la manière démontrée par la suspension des poids, mais de sorte qu'il reste toujours dans l'eau ; on ferme ensuite le robinet et on ne laisse en place des poids employés qu'autant qu'il en faut pour pouvoir dilater l'air au degré voulu. Alors on fait aspirer le malade par le masque, et cela de manière à ce qu'il aspire le robinet ouvert, et expire en fermant le robinet, dans l'atmosphère, tout à fait comme nous le décrivons dans l'emploi de l'air comprimé.

EMPLOI DE L'AIR COMPRIMÉ.

Si au contraire on veut employer l'air comprimé, on fait monter d'abord le cylindre intérieur jusqu'aux crochets de sûreté, en suspendant des poids aux cordes, et le robinet est ouvert ; on ferme alors ce dernier, on enlève les poids et on les place sur le couvercle du cylindre intérieur. Ceux-ci, ajoutés au poids du cylindre même (un peu plus de 5 kilogr.), y compriment l'air, comme le montrera le manomètre de mercure. En même temps, l'eau dans le cylindre intérieur descend et monte dans l'autre, comme on pourra le voir à l'échelle fluviale. Lorsqu'on ouvre le robinet et qu'on fait aspirer l'air par le masque, le cylindre descend, mais toujours l'air qui y est contenu gardera son degré primitif de compression, comme le montrera le manomètre, jusqu'à ce que le cylindre intérieur soit arrivé au fond de l'autre.

Comme nous l'avons déjà dit, le malade reste debout ; seulement, s'il est très affaibli, on le fera asseoir. Avec la main gauche, il se presse lui-même le masque, le robinet restant fermé devant la bouche et le nez, mais la manipulation avec le robinet est juste l'opposé. Il ouvre en aspirant et il le ferme en expirant, devant respirer dans ce cas l'air du cylindre pour que les vésicules pulmonaires se dilatent et soient plus propres à recevoir une plus grande quantité d'air. Il respire toujours abondamment et profondément l'air de l'appareil jusqu'à ce que le cylindre soit descendu complètement, ce qui nécessite, d'après la capacité du poumon et d'après la valeur des poids employés, 25 à 30 respirations. Alors l'appareil doit être rempli de nouveau en ouvrant le robinet, en enlevant les poids du cylindre et en faisant monter celui-ci par les poids suspendus aux cordes.

Maintenant on referme le robinet, les poids sont enlevés des cordes et le cylindre intérieur en est chargé comme avant.

L'appareil est de nouveau prêt à servir.

L'efficacité de l'appareil se calcule comme il suit : Le poids de l'atmosphère sur 1 centim. carré de surface est en moyenne 1063 gram. ; la surface supérieure du cylindre est de 27/2, 572, 8 ^{cc}. La pression de l'atmosphère sur cette surface est donc de 1063$\times$572, 9 gram. $= 519,7$ kil. D'après cela, nous pouvons calculer à quelle pression atmosphérique correspond un nombre quelconque des poids qu'on place ou qu'on suspend sur l'appareil. Au lieu de 591,7 kil., nous comptons 600 kil. rond. La table suivante donne les proportions.

On remplit le manomètre avec le mercure contenu dans le flacon au moyen du petit entonnoir.

Le mercure doit être des deux côtés exactement sur le point 0° si l'appareil est bien posé verticalement. S'il n'en est pas ainsi, il doit être changé de position. Le second tuyau est destiné à être placé au robinet d'écoulement pour faciliter l'écoulement de l'eau. L'œillet du cylindre extérieur sert à suspendre le robinet avec le tuyau, lorsqu'il n'est pas employé par le malade, mais on doit prendre garde à ce que le tuyau ne se casse pas. Ainsi monté, l'appareil est prêt à être employé.

Il y a plusieurs manières d'opérer :

1° On peut dilater l'air. L'air dilaté peut d'abord être employé de telle manière qu'on y expire, l'action aspirante de l'air dilaté favorisant l'évacuation des alvéoles pulmonaires

2° On peut y faire de l'air comprimé et le faire inhaler.

EMPLOI DE L'AIR DILATÉ.

Lorsqu'on ferme le robinet du masque de façon à ce qu'il ne soit plus en communication avec l'air du cylindre intérieur et qu'on suspend des poids aux crochets des cordes, ceux-ci font monter le cylindre à une certaine hauteur dès qu'ils sont plus lourds que ce dernier, pesant à peu près 5 kil., et dilatent l'air dans l'appareil. Toutes les trois cordes doivent être

5

chargées également pour éviter autant que possible le frottement. Plus on suspend des poids, plus l'appareil intérieur s'élève au-dessus de l'autre, et plus grande est la dilatation de l'air, comme le montre le manomètre. En même temps, l'eau du cylindre extérieur descend, et elle monte à mesure dans le cylindre intérieur. Si l'on ouvre alors le robinet du masque de manière à ce que l'air se mette en communication avec l'atmosphère, l'air dilaté du cylindre aspire de l'air, le cylindre monte, mais l'air qu'il contient reste continuellement au même degré de dilatation (voir le manomètre) jusqu'à ce que le cylindre touche les crochets de sûreté et soit empêché par ces derniers de monter davantage. Si à l'expiration le cylindre intérieur est mis en communication (par l'intermédiaire du masque) avec le poumon et non avec l'atmosphère, il y aura, avec la même force constante, une aspiration de l'air pulmonaire. L'expiration est donc accélérée.

La meilleure position pour le malade est la station verticale, sinon, en cas d'extrême faiblesse, la station assise. Il presse lui-même le masque, robinet fermé, avec la main gauche devant la bouche et le nez, et règle le robinet avec la main droite. En ouvrant bien la bouche, il aspire lentement et profondément l'air atmosphérique, tourne le robinet et expire de même abondamment et profondément dans l'appareil. Alors il ferme le robinet pour expirer dans l'appareil, et ainsi de suite. Le cylindre intérieur continuera à s'élever par l'usage jusqu'à ce qu'il touche aux crochets de sûreté. Le cylindre doit alors être vidé en enlevant d'abord tous les points, ouvrant ensuite le robinet et en plaçant sur le couvercle du cylindre intérieur un poids de 5 kil. Il rentrera ensuite tout à fait dans le cylindre extérieur, et l'air dans l'échelle fluviale montera jusqu'à la marque n° 20. Cela fait, on ferme le robinet, on enlève les poids du couvercle du cylindre, on suspend aux cordes les mêmes poids comme la première fois et l'appareil est prêt à recommencer ses fonctions.

		Pression du mercure.	Pression de l'eau.
600 kil.	1 Atmosphère.	760 millim.	1033 cent.
1/2	1/200	0.63	0.86
2 1/2	1/240	3.1	4.3
5	1/120	6.3	8.6

		Pression du mercure.	Pression de l'eau.
7 1/2	1/80	9.5 mm	13.0 Am.
10	1/60	12.6	17.2
12 1/2	1/48	15.8	21.6
15	1/40	19.0	26.0
20	1/30	25.3	24.4
25	1/24	31.6	43.0
30	1/20	38.0	51.6

Mais il faut considérer que le poids du cylindre même doit être mis en ligne de compte. Il pèse un peu plus de 5 kil. Lorsqu'on veut comprimer l'air, il faut donc charger l'appareil 5 kil. de moins de ce qu'indique la table, et, par contre, il faut ajouter 5 kil. pour la dilatation de l'air. Si l'on veut par exemple avoir 13 kil. de pression : 19 millim. de pression de mercure = 1/40 d'atmosphère, il faut charger l'appareil seulement de 10 kil. pour la compression, mais il faut suspendre 20 kil. aux cordes pour la dilatation de l'air.

Les poids qui étaient ordinairement employés par M. le professeur Waldenbürg sont les suivants :

1° Pour l'expiration dans de l'air dilaté, il commençait ordinairement par 1/60 d'atmosphère, ce qui correspond à un poids suspendu de 15 kil. Il montait ensuite peu à peu chaque fois de 1 1/2 kil., mais il n'employait presque jamais plus de 20 à 25 kil., ce qui correspond à 1/40, à 1/30 d'atmosphère.

2° Pour l'aspiration d'air dilaté, il ne se servait que d'une très petite pression, savoir : 1/300 d'atmosphère. Cela correspond à 7 — 11 kil. de poids suspendu.

3° Pour l'aspiration d'air comprimé, il employait une compression de 1/80 à 1/40 d'atmosphère, soit 2 1/2 à 10 kil. de poids sur le cylindre.

Les détails sur l'emploi de l'appareil pneumatique aux maladies du poumon et du cœur se trouvent dans les travaux du professeur Waldenbürg.

(Berlinier klinische Wochenschrift, 1873, nᵒˢ 39, 40, 46, 47.)

PREMIÈRE OBSERVATION (personnelle).

X..., ouvrier typographe à Paris, entre à l'hôpital le 25 mars dernier. Il est âgé de 30 ans, n'avait jamais été malade avant 25 ans. A ce moment, a eu une bronchite violente qui, depuis cette époque, après des variations dans son intensité, n'a jamais complètement disparu. Les médecins qui l'ont traité à Paris lui ont conseillé de quitter le climat du Nord et de venir dans le Midi. Arrivé à Montpellier, il est obligé, après quelques jours de travail, de tout abandonner et de se présenter à l'hôpital. Il est sous le coup de violents accès d'oppression qui surviennent pendant la journée, après les repas et surtout le soir. La digestion est très difficile, la fatigue et la dyspnée arrivent après le moindre effort. Le sommeil est court, interrompu par des quintes de toux, le décubitus dorsal est impossible; le malade est obligé de relever fortement le thorax. La marche est difficile, l'ascension ne se fait qu'avec des haltes multiples. Amaigrissement considérable, perte des forces absolue, appétit nul.

Antécédents. — Les parents sont morts. Le père n'a jamais été bien robuste. Il eut, dit le malade, une maladie de poitrine analogue à la sienne, dont il est mort seize ans après (?). La mère avait une bonne santé habituelle ; elle est morte d'une maladie de foie (?).

Inspection. — A l'inspection de la poitrine, je la trouve bombée à la partie antérieure, au-dessous des clavicules. Creux sus et sous-claviculaires peu marqués. Le sternum est déformé, excavé à sa partie inférieure. Les omoplates sont saillantes, le thorax est rétréci à sa partie supérieure, les côtes forment un relief très accentué. A la percussion, je trouve une sonorité exagérée à la partie antérieure et postérieure de la poitrine. L'élasticité de la paroi est conservée. Pas de différence de tonalité aux sommets. La matité cardiaque est très diminuée. La matité du foie abaissée. Les vibrations thoraciques sont normales.

A l'auscultation, on a trouvé rudesse du murmure vésiculaire, expiration prolongée. A la partie antérieure, on a des râles ronflants et sibilants disséminés dans toute l'étendue de la poitrine. A la partie postérieure, râles ronflants et sibilants, quelques râles muqueux disséminés. Expiration prolongée. Rien de particulier aux sommets. Les bruits du cœur sont lointains, difficiles à percevoir ; ils arrivent faibles à l'oreille. Pas de bruit anormal.

Expectoration. — L'expectoration est très abondante. Les crachats sont toujours spumeux, aérés, fluides, mêlés de quelques crachats muco-purulents rares.

Rien de particulier au cœur qui puisse contre-indiquer le traitement par l'air comprimé. Après avoir écarté l'hypothèse d'une bronchite spécifique, M. Mossé, qui était alors chargé du service de la clinique médicale à l'hôpital Saint-Éloi, se décide à traiter ce malade par l'air comprimé (appareil de Waldenbürg). On prescrit en outre une

Potion....	120 gram.
KI.....	0.50
Laudanum........	X gouttes.

et deux pilules de créosote par jour. On commence par une pression à 10 divisions du manomètre.

La situation se maintient à peu près identique jusqu'au 10 avril. A cette époque, on élève la tension jusqu'à 14 divisions. Du 10 au 19, survient une amélioration légère. Les digestions commencent à être plus faciles, la respiration est plus libre. Le 13, on ordonne de la rhubarbe au malade, à prendre avant ses repas.

A l'auscultation, on trouve, le 17, que les gros râles ont presque disparu. Il reste à peine quelques râles muqueux dans le côté droit à la partie moyenne de la région postérieure. Sous la clavicule gauche, on croit percevoir un bruit de frottement à l'expiration (?). Les accès d'oppression sont de plus en plus éloignés. La toux devient rare.

19 avril. On ordonne deux capsules goudron.

21. Le malade va mieux ; on ne trouve que quelques râles à la partie antérieure et inférieure de la poitrine. Les crachats sont moins abondants. La respiration est obscure, rude. L'expiration est prolongée. Toux rare.

La tension est de 18 divisions du manomètre. La rhubarbe est suspendue.

22. Le malade sort en ville et se refroidit. Le malade a le lendemain matin un violent accès d'oppression. Les râles de bronchite ont réapparu dans toute la poitrine. Le traitement par l'air comprimé est supprimé jusqu'à nouvel ordre.— 4 capsules goudron.

24. Le malade a eu un accès d'oppression. On donne

Sirop belladone............ 30 gram.
Laudanum................. XX gouttes.

On revient à l'air comprimé.

25. Le malade va un peu mieux. L'oppression a disparu. Les râles de bronchite persistent. L'appétit est meilleur.

27-28. Léger accès d'oppression le 27 matin. Quintes de toux assez pénibles. Crachats verdâtres muco-purulents abondants. La toux se calme dans la soirée. Le malade a, ce matin 28, du côté gauche, à la partie moyenne de la région postérieure latérale, une petite zone de submatité provenant d'un peu de congestion. Vésicatoire *loco*. Râles de bronchite nombreux.

28-30. La submatité a disparu ; légère amélioration.

1 et 2 mai. L'amélioration continue ; la respiration est libre. Les râles diminuent. Le malade dort bien. Digestion bonne. Pression 18°.

4, 5 et 6. L'amélioration est persistante ; la respiration est plus libre. Les râles ont presque disparu. — Prescription 0,25 de rhubarbe. Cet état continue jusqu'au 12 mai. Le malade a eu ce jour-là un accès d'oppression qui a duré moins longtemps que les précédents et s'est dissipé après une expectoration abondante.

14-16. Quelques râles sibilants à la partie antérieure. Le malade se plaint de quelques douleurs dans les épaules. L'état général s'améliore de jour en jour à partir de cette époque.— On a ordonné 4 pilules créosote, IV gouttes de la liqueur de Fowler.

24. Tension 18°. L'état général reste bon jusqu'au 29 mai.

Le dimanche 1er juin, le malade s'est refroidi imprudemment. Il se plaint de douleurs névralgiques siégeant sur les parties latérales de la poitrine.

2. Légère poussée de bronchite. Râles sibilants et ronflants disséminés. Légère dyspnée.

6. Râles de bronchite très nombreux. Expectoration abondante. Léger accès d'oppression la nuit derrière. Air comprimé suspendu depuis le 1ᵉʳ juin.

8-9-10. La situation reste à peu près la même ; peut-être peut-on constater une légère diminution de bronchite. L'air comprimé est repris.

On donne la solution de :

> Arséniate de soude......... 0.10
> Eau....................... 200 gram.

à prendre deux cuillerées par jour.

12-13. Le malade a été oppressé la nuit derrière. La fièvre existe vers le soir. Les sueurs nocturnes ont fait leur apparition.

> Potion : Ipéca.................... 2 gram.
> Eau .... 90 —
> Sirop écorce oranges amères.. 4 —

à prendre trois cuillerées par jour.

14-15. L'oppression a diminué ; la fièvre existe toujours le soir. — La potion à l'ipéca est suspendue aujourd'hui. KI suspendu aussi. Les capsules de goudron et la créosote sont maintenues.

19-20. Amélioration. L'oppression a disparu. L'appétit est bon. La digestion est plus facile.

21. Douleurs entre les épaules. Sueurs nocturnes.

23-24. Le malade a eu de la fièvre hier au soir, avec une sudation abondante. — On a ordonné 0,60 sulfate de quinine dans eau 30 gram.

Aujourd'hui 24, les sueurs ont bien diminué, la fièvre est tombée. — Application de pointes de feu sur les fosses sus-épineuses.

25. Le malade est mieux. Les sueurs ont bien diminué. Pas de fièvre. Douleurs interscapulaires disparues. — Sulfate de quinine 0,60.

26-27. Le malade a eu de la diarrhée hier. L'appétit est bon cependant.

Potion : Eau...................... 120 gram.
Diascordium.............. 5 —
Élixir de Garus........... 30 —
Sulfate de quinine......... 0.60 —

29-30. La diarrhée a disparu. Le malade n'a plus de fièvre ; il n'a pas non plus de sueurs nocturnes. — On suspend le sulfate de quinine.

1er-4 juillet. Le malade va bien. Bon appétit. Respiration facile dans la journée. Une légère dyspnée qui existait au réveil du malade diminue.

7-8. Amélioration croissante. Signes de bronchite totalement disparus. Sommeil tranquille et de longue durée.

12-14. Le malade veut sortir bientôt, il se trouve bien ; il marche sans être oppressé, il monte facilement les escaliers.

16-17. A l'auscultation, je ne trouve plus de signes de bronchite. Expiration prolongée. L'oppression n'existe pas quand le malade marche dans la cour de l'hôpital. L'ascension est facile et se fait sans haltes. Expectoration assez abondante. — Iodure de potassium 1 gram.; air comprimé à tension 20°.

19-20. Le malade s'est refroidi par imprudence, la température d'ailleurs ayant brusquement baissé. Ce matin, légère poussée de bronchite. Mais, de l'aveu même du malade, l'oppression, qui dans les cas précédents analogues avait été très violente, est peu sensible. Appétit assez bon.

22-23. Le malade est bien mieux. L'oppression est passée. La nuit dernière a été bonne. L'appétit se maintient bon; digestion assez facile.

OBSERVAVION II.

(Due à l'obligeance de M. Mossé.)

Mme X..., 69 ans. Bonne constitution. Tempérament lymphatique. Elle a toujours eu une certaine tendance à s'enrhumer facilement. Les bronchites qui survenaient à chaque hiver, disparaissaient après traitement sans laisser aucune trace. A part cela, la malade n'accuse autre maladie qu'une violente gastralgie avec crampes et douleurs épigastriques irradiées d'apparition ancienne, et qui cessa bientôt avec le régime lacté. Cet hiver dernier, la malade prétend avoir conservé, après un catarrhe bronchique aigu survenu au mois de mars, une gêne de la respiration qui, légère d'abord, augmenta dans la suite. Elle consulta M. Mossé le lundi 7 juillet. Elle se plaignait d'être bien essoufflée, surtout pendant la marche, à tel point qu'elle devait s'arrêter de temps en temps pour reprendre haleine. Cette oppression était surtout sensible quand elle montait l'escalier. La malade devait faire plusieurs haltes (3) avant d'atteindre son logement. Les nuits étaient troublées par de violentes quintes de toux qui se répétaient pendant la journée. Du reste, Mme X... était obligée, pour dormir, de rectifier la position du décubitus dorsal et de donner à son thorax une direction presque verticale. Elle a même, la semaine dernière, passé plusieurs nuits assise sur une chaise, la position allongée dans le lit n'étant plus possible.

À l'examen de la poitrine on trouve celle-ci bombée à la partie antérieure. La percussion donne une sonorité exagérée dans toute l'étendue du thorax en avant et en arrière. La sonorité empiète sur la matité précordiale.

À l'auscultation, on constate une diminution du murmure vésiculaire ; la respiration est dure, l'expiration prolongée. On trouve aussi des râles sonores et muqueux. Rien du côté du cœur. L'expectoration est spumeuse, aérée, pas très abondante.

La malade commence les inspirations d'air comprimé le 9 juillet. La première est seulement, pour le début, de 4 divisions du manomètre.

10. Nouvelle séance. J'élève la pression à 8 divisions.

11. Pression 10°. Interrogée, la malade répond que les nuits sont meilleures. Le sommeil est revenu, l'oppression nocturne a diminué. Elle monte plus facilement l'escalier, la marche est plus aisée, les haltes moins fréquentes. Quintes de toux plus rares. Amélioration générale. Appétit bon.

12. Pression 10°. L'amélioration continue.

13-14. Pression 12°.

15. Pression 14°. La malade se trouve très améliorée.

La respiration est très facile. L'essoufflement a disparu pendant la mar-

6

che, Mme X... ne doit plus s'arrêter qu'une seule fois avant d'arriver à son logement. Nuits bonnes ; pas d'oppression ; sommeil durable.

16-17. Pressions = 16°. L'amélioration progresse ; la malade dort horizontalement depuis quatre jours. La toux a disparu.

18-19. La malade va bien. La nuit est aussi bonne que possible ; la malade ne se réveille plus jusqu'au matin. Toux et crachats ont disparu. La marche et l'ascension la fatiguent de moins en moins.—Pression = 18°.

20-21. J'ai porté ce matin la pression à 20 divisions du manomètre. Le sujet va aussi bien que possible. Plus d'essoufflement. Sommeil tranquille ; ascension facile. La guérison est presque complète. Le décubitus se fait maintenant le corps étant complètement allongé.

22-23. Pression = 20°. L'amélioration persiste toujours. Les nuits sont bonnes, pas d'oppression pendant la marche. La malade monte maintenant son escalier sans faire une seule halte.

OBSERVATION III.

(Communiquée par M. Mossé.)

Emphysème très marqué. — Dilatation cardiaque consécutive. — Amélioration rapide par les inhalations d'air comprimé au moyen de l'appareil de Waldenbürg.

Mme E. Lar... âgée de 52, ans habite une ville du littoral de la Méditerranée. Entrée le 19 décembre à l'hôpital Saint-Éloi, chambre payante n° 3. Elle vient à Montpellier pour accompagner son mari atteint d'une affection cardiaque.

Mme L... a eu en général une très bonne santé, mais elle a depuis longtemps de l'asthme. Depuis quelque temps surtout, les progrès de cette affection sont devenus assez sérieux. La malade ne dort pas, la respiration est d'ordinaire très gênée et des crises dyspnéiques surviennent pendant la nuit. Un certain état nerveux entre comme facteur dans la production de ces crises dyspnéiques et entrave le sommeil. Essoufflement très rapide dès que la malade marche, et surtout dès qu'elle est obligée de monter un escalier. Ce dernier exercice principalement demande beaucoup de temps et entraîne une grande fatigue.

Extérieurement, Mme L... paraît forte et bien constituée. Elle est grande et a un certain degré d'embonpoint, mais la figure est pâle, fatiguée, les membres sont flasques, sans résistance. Quand la malade parle, la voix devient bientôt haletante, les phrases ou les mots sont entrecoupés par l'essoufflement. La dyspnée est cependant beaucoup plus marquée la nuit. Il faut ajouter que la malade se plaint beaucoup de maux de tête.

L'examen de la poitrine révèle l'existence d'un emphysème généralisé très marqué. La percussion de la région cardiaque permet de reconnaître une dilatation du ventricule droit. Pas de souffle indiquant une lésion valvulaire.

Malgré le traitement institué pendant quelques jours (iodure potassium, calmants), l'état de gêne respiratoire et les crises nocturnes restaient sensiblement stationnaires. M. le professeur Combal prescrivit alors les inhalations d'air comprimé (appareil de Waldenbürg).

La première séance d'inhalation eut lieu le 29 décembre. Ce jour-là, Mme Lar... est beaucoup fatiguée par la descente du 3e étage au second (laboratoire). Pression=18 divisions du manomètre. La malade est obligée de s'arrêter plusieurs fois pour se reposer avant d'avoir utilisé tout l'air contenu dans le cylindre.

30 décembre. Journée d'hier meilleure ; ascension pénible, mais marche plus facile, moins d'essoufflement. Nuit a été mauvaise ; même oppression, même insomnie. Aujourd'hui pression = 20. Journée bonne. Pendant la nuit, oppression a beaucoup diminué, malade a dormi.

31. Pression = 22. Après inhalation. Malade remonte dans sa chambre sans fatigue trop accentuée. Respiration facile pendant la journée, mais nuit mauvaise.

1er janvier 1884. Malade est un peu énervée par fatigues de la journée. Pression=24. La respiration après cette séance devient meilleure, voix plus forte, plus naturelle, phrases ne sont plus saccadées.

2. Amélioration continue. Elle est très notable. Malade accuse un sentiment de mieux général, la marche la fatigue beaucoup moins et elle monte mieux les escaliers. Pression = 22°.

3. Nuit dernière a été bonne. La respiration était de beaucoup meilleure; la malade manifeste une grande satisfaction. Les mouvements n'entraînent

pas le même essoufflement qu'auparavant. Malade reprend un certain entrain.

15. Malade quitte l'hôpital dans un grand état d'amélioration ; elle rentre dans sa famille. Les séances d'inhalations ont été continuées chaque jour à peu près à la même heure. Avant de quitter l'hôpital, Mme Lar... pouvait faire quelques petites promenades en ville appuyée au bras d'une autre personne.

Au moment de son départ, Mme Lar..., ayant appris à régler la marche de l'appareil, a manifesté l'intention d'en faire installer un chez elle.

CONCLUSION.

De ces Observations, il résulte que si dans certains cas le traitement par l'air comprimé n'a pas donné de résultats complètement définitifs (Obs. 1), au moins il a complété le traitement de la maladie. Sans lui, on peut affirmer que le mal eût peut-être été difficilement enrayé et l'amélioration lentement obtenue. Sur le malade (Obs. 1), dont la bronchite ancienne était par cela même d'une grande ténacité, un succès relatif a été acquis. Les violents accès d'oppression qui survenaient tous les jours, quand le malade est entré à l'hôpital, ont été de plus en plus éloignés et finalement supprimés. La nutrition générale, qui était déplorable, s'est vite relevée, l'amaigrissement a diminué, l'appétit et le sommeil sont revenus. La marche, au début très pénible, est maintenant très facile. Le malade peut descendre dans la cour, se promener, monter les escaliers sans fatigue. La digestion, quoique toujours pénible, est cependant meilleure. La bronchite s'est aussi bien améliorée. L'expectoration est toujours abondante, mais les quintes de toux ont disparu et, malgré quelques rechutes provoquées souvent par l'imprudence du malade, le mal est bien atténué. L'auscultation ne révèle pas de bruits anormaux depuis un certain temps. La respiration est devenue plus facile, l'inspiration plus ample, plus profonde. En somme, l'existence, qui était au début insupportable à ce malheureux, se présente aujourd'hui pleine d'espérances.

L'Obs. II est plus concluante. Là, nous avions affaire à une maladie plus ancienne, à une meilleure constitution. L'emphysème et la bronchite avaient fait pourtant leur œuvre. La malade était essoufflée au moindre mouvement, le sommeil était impossible dans la position allongée, les quintes de toux répétées, l'expectoration plus abondante. La marche et l'ascension n'étaient possibles qu'avec des haltes multiples. Aujourd'hui tout a changé. L'essoufflement a disparu, la malade marche sans fatigue et monte jusqu'au troisième étage sans se reposer. Plus de toux, les nuits sont bonnes ; la malade, qui ne pouvait se coucher, dort maintenant dans son lit. Quand j'ai quitté Montpellier l'amélioration était telle qu'on pouvait considérer la guérison, sinon comme déjà obtenue, du moins comme très prochaine.

Et cela après quinze à vingt séances de traitement.

La troisième observation que M. Mossé a bien voulu nous communiquer ressemble beaucoup à la précédente. Une grande amélioration a été obtenue. L'oppression a été supprimée, les crises ont disparu, le sommeil a été possible. L'essoufflement si grand dans les premières journées du traitement s'est vite amendé, l'ascension s'est faite avec facilité. En somme, le résultat final a été excellent, et je le crois dû à la médication par l'air comprimé. Chez cette malade seule, la pression a dépassé 20 divisions du manomètre.

Je finis là mon travail, en regrettant que des Observations plus nombreuses n'aient pas été à ma disppsition. Le temps a été court d'abord, et ensuite une circonstance particulière m'a forcé à terminer la Thèse loin de Montpellier. Je crois que dans le traitement de l'emphysème pur, sans complications sérieuses d'asthme ou de catarrhe, on peut s'en tenir à l'appareil pneumatique transportable. Une cure de quatre semaines améliore l'état des patients à un tel point qu'on peut les considérer comme guéris.

Si l'emphysème est développé et accompagné de bronchite, je crois qu'on peut proscrire l'expiration dans l'air raréfié qui augmenterait la congestion de la muqueuse bronchique.

Comment doit-on manœuvrer l'appareil de Waldenbürg? On l'a vu plus haut dans la description que j'ai empruntée au *Journal médical et clinique* de Berlin. Qu'il me suffise de dire que, avec les conseils de M. Mossé, nous avons augmenté graduellement la tension de l'air comprimé. Au début, les malades étaient soumis à une pression de 10 degrés au manomètre ; nous avons élevé cette pression suivant les indications fournies chaque jour par la maladie. Le degré 20 du manomètre n'a pas été dépassé.

En somme, en m'appuyant, non sur mes Observations, qui sont trop incomplètes et trop peu nombreuses, mais sur les Observations des auteurs que j'ai cités plus haut, je crois que la médication par l'air comprimé est une bonne et sérieuse médication. Précédemment délaissée, elle tend de nos jours à prendre, dans la thérapeutique des maladies de l'appareil respiratoire, la place importante qui lui est due et que l'avenir lui réserve.

BIBLIOGRAPHIE.

Académie de Strasbourg, 1861. — Action de l'air comprimé sur l'économie humaine, tom. XXVI.

BERKHART. — Lancet, 1871, n° 25.

BIEDERT (Ph.). — Des appareils pneumatiques transportables. (Samm.klin. Vortrâge, n° 104.)

BERT (P.) — Action de l'air comprimé sur l'organisme. (Société de Biologie, 22 juillet 1877.)

BORDIER. — Emploi médical de l'air comprimé. Revue critique. (Jour. de Thérap., n°ˢ 23-24 1876 ; n°ˢ 2 et suiv., 1877.)

BRÜGELMANN (W.) — Inhalations d'oxygène dans les maladies du poumon et du cœur. (Allgemeine med. Wiener Zeitung, 23 mai 1877.)

BERT. — La Pression barométrique. Paris, 1877.

CASORALI ENCA. — Sur le traitement pneumatique des maladies du poumon et du cœur. (Lo Sperimentale, juin 1877.)

DUCROCQ. — Thèse de Paris, 1875.

DUJARDIN-BEAUMETZ. — Cliniques, 1882.

FONTAINE (J.-A.) — Nouveaux appareils pneumatiques pour l'emploi médical de l'air raréfié et de l'air suroxygéné, in-4°, p. p. Paris, 1877.

FRANCHET PAUL. — Des effets physiologiques et des applications thérapeutiques du bain d'air comprimé. Thèse de Paris, 1873.

FONTAINE (J.-A.) — Nouveaux appareils pneumatiques pour l'emploi médical de l'air comprimé. Paris, 1876.

    — Effets physiologiques et applications thérapeutiques de l'air comprimé. Paris, 1877.

GEIGEL et A. MAYR. — Applications de la soufflerie hydraulique au traitement des affections pulmonaires. Leipzig, 1877.

GRAND AUGUSTIN. — Thèse de Paris, 1873.

HÜSS. — Thèse de Strasbourg, 1876.

HADRA. — Thèse de Strasbourg, 1879.

HAYEM. — Revue des Sciences médicales, année 1876, tom. VII, VIII ; année 1877, tom. IX et X.

    — Année 1878, tom. XI et XII ; — année 1879. tom. XIII et XIV ; — année 1880, tom. XV et XVI ; — année 1882, tom. XIX ; — année 1883, tom. XXᴵ et XXII.

— 44 —

Jourdanet — Influence de la pression de l'air sur la vie de l'homme. Paris, 1875.

Küss. — Thèse de Nancy, 1876 : Étude sur la pneumatométrie et la pneumothé-
rapie.

Kraüse. — Berl. klin. Woch., 20 et 27 octobre 1879.

Lambert. — Thèse de Paris, 1877.

Lazarus. — Du traitement pneumatique. (Deutsche med. Woch, n° 50, 1882.)

Langenhagen. — Revue médicale de l'Est, n° 4, pag. 97.

Milliet. — De l'air comprimé comme agent thérapeutique. Lyon, 1854.

Œrtel. — Traité sur les appareils de traitement des maladies de l'appareil respiratoire, 1880.(Die pneumatische Behandlung. Berlin, 1875.)

Peringuey. — De la pneumatométrie. Thèse de Bordeaux. 1883.

Pravaz Ch. — Observation relative aux effets thérapeutiques de l'air comprimé.
Académie des Sciences, 1840.

— Essai sur l'emploi médical de l'air comprimé. Paris, 1850.

Mossò. — Sull'azione fisiologica dell'acria compressa, 1877.

Pravaz. — Recherches expérimentales sur les effets physiologiques de l'augmentation de la pression atmosphérique.Th. de Doct. ès Sciences. Lyon, 1875.

Riegel. — De l'influence de l'air comprimé sur le pouls. (Deutsch. Arch. f. klin.
Med., tom. xvii, pag. 401.

Solis Cohen. — Transact of the College of Physicians. Philadelphia, 1877.

Tabarié. — Compte rendu de l'Acad. des Sciences, 1838-1840.

Toreille. — Des effets physiologiques et de l'emploi médical de l'air comprimé.
Th. de Montpellier, 1856.

Schnitzler Johann. — Traitement pneumatique des affections du poumon et du
cœur. Vienne, 1876.

Vivenot. — Gazette hebd. de Méd. et Chir., 1865, pag. 606.

Waldenburg. — Berlin. klin. Woch., 1871, 1873.

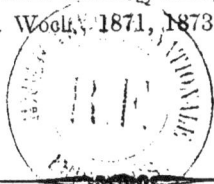

www.ingramcontent.com/pod-product-compliance
Lightning Source LLC
Chambersburg PA
CBHW071352200326